INSTRUCTIONS

Sur les soins à donner aux Chevaux, pour les conserver en santé sur les routes et dans les camps ; prévenir les accidens auxquels ils sont exposés, et remédier à ceux qui pourroient leur arriver ;

Et sur les moyens propres à prévenir l'invasion de la Morve ; à en préserver les chevaux, et à désinfecter les écuries où cette maladie a régnée.

IMPRIMÉES PAR ORDRE DU COMITÉ DE SALUT-PUBLIC.

AU BOURG DE L'ÉGALITÉ,

De l'Imprimerie de RENAUDIERE, Maison du Directoire, n°. 57.

An 3e. de la République, une et indivisible.

ARRÊTÉ DU COMITÉ DE SALUT PUBLIC.

EXTRAIT des registres du Comité de Salut public de la Convention nationale, du 4 Fructidor, an deuxieme de la République Française, une et indivisible.

LE Comité de Salut public, après avoir entendu les commissions réunies de l'agriculture et des arts, et des transports militaires, postes, messageries et remontes, et après avoir pris lecture des deux instructions, rédigées par elles, tendantes : 1°. A conserver la santé des chevaux sur les routes et dans les camps, par les moyens les plus simples et les moins dispendieux ; 2°. à opérer la désinfection des écuries où ont séjourné des chevaux affectés, ou soupçonnés de maladies contagieuses, et à s'opposer aux progrès de ces maladies, et particuliérement de la morve, arrête :

ART. Ier. Les deux instructions rédigées par les troisieme et septieme commissions, seront imprimées, envoyées dans tous les dépôts de chevaux de la République, aux chefs de ces dépôts, aux commissaires des guerres qui en ont la surveillance, aux artistes vétérinaires, ou maréchaux-experts qui y sont attachés, et aux municipalités dans le ressort desquelles sont les dépôts.

II. Il en sera également remis un exemplaire à chaque chef de convoi.

III. Les uns et les autres seront chargés de surveiller l'exécution des précautions indiquées dans les instructions, sur leur propre responsabilité.

IV. Il en sera adressé aussi un exemplaire à chaque administration de district, pour en surveiller l'exécution, et avec invitation de les faire connoître à ses administrés.

V. Les troisieme et septieme commissions sont chargées, chacune en ce qui les concerne, de faire exécuter et de répandre ces deux instructions.

Elles rendront compte au Comité de Salut public de ce qu'elles auront fait à cet égard.

Signé au registre, *R. Lindet*, *Carnot*, *C. A. Prieur*, *B. Barère*, *Collot-d'Herbois*, *Billaud-Varenne*, *Tallien*, *Laloy*, *Breard*, *Treilhard*, *Eschasseriaux* et *Thuriot*.

Pour extrait, signé, *Billaud-Varenne*, *Treilhard*, *R. Lindet*, *Carnot*, *Tallien*, *Bréard* et *Laloy*.

Pour copie conforme,

Signé, *J. Brunet*, *Marie Laugier*, commissaires de l'agriculture et des arts.

Liévain, *Lemercier*, *Moreaux*, commissaires des transports militaires, postes, messageries et remontes.

Paris, le 16 Vendemiaire, l'an troisieme de la République Française, une et indivisible.

La Commission d'Agriculture et des Arts, aux citoyens Administrateurs de Districts.

VOUS trouverez ci-joint, citoyens, deux instructions; l'une contenant les soins à donner aux chevaux, pour les conserver en santé sur les routes et dans les camps; l'autre sur les moyens de les préserver de la morve, et de désinfecter les écuries où cette maladie a régnée.

Vous verrez par l'article IV de l'arrêté du Comité de Salut public, qui se trouve en tête de chacune de ces instructions, que vous êtes spécialement chargés d'en surveiller l'exécution, et que vous êtes invités à les faire connoître à vos administrés.

L'objet de ces deux instructions est, citoyens, de la plus haute importance: celle qui est relative à la désinfection des écuries mérite particuliérement votre attention, et doit exciter toute votre sollicitude et votre surveillance patriotique. Aucune des précautions qu'elle indique n'est inutile ni minutieuse; toutes les mesures qui y sont prescrites doivent être exécutées avec soin; c'est le seul moyen d'extirper et de prévenir une maladie qui enleve à l'agriculture tant d'animaux utiles; et toute négligence, sur un objet aussi important, seroit criminelle aux yeux de la patrie. Nous devons vous observer que les dépôts de chevaux, les postes, les auberges, et sur-tout les boutiques des maréchaux, doivent principalement être surveillés et fixer votre attention.

Les commissions, en rédigeant ces instructions, n'ont pas dû seulement s'occuper de la conservation des chevaux appartenans à la République; elles ont considéré également cet objet, sous le point de vue des propriétés et des intérêts particuliers, parce que la prospérité de l'agriculture dépend sur-tout de la conservation de ces animaux, et que dans cette partie intéressante, l'intérêt particulier se lie à l'intérêt public.

C'est donc aussi sous ce dernier rapport que vous êtes invités à répandre, le plus que vous pourrez, ces deux instructions, de maniere que tous les cultivateurs de votre arrondissement, les maîtres de postes, les aubergistes, les rouliers, les maréchaux et tous les propriétaires de chevaux, puissent les connoître et en faire l'application.

Nous recommandons cet objet à votre patriotisme, et nous vous invitons à nous instruire exactement des mesures que vous aurez prises pour l'exécution de ces instructions, et des moyens que vous aurez employés pour que la connoissance en soit très-répandue, principalement par la voie de la réimpression.

Le Commissaire,

Signé, BERTHOLLET.

INSTRUCTION
SOMMAIRE,

Contenant les soins à donner aux Chevaux, pour les conserver en santé sur les routes et dans les camps, et remédier aux accidens qui pourront leur survenir.

MALGRÉ les progrès que l'Art vétérinaire a fait depuis un demi-siècle, il n'est malheureusement que trop vrai; que l'ignorance et le charlatanisme du plus grand nombre des maréchaux et des guérisseurs répandus dans les campagnes et sur les routes, est un fléau plus à redouter que les maladies même pour lesquelles on a recours à eux.

Cette vérité, dont la preuve sans replique existe dans les nombreux mémoires de pansemens que rapportent journellement les conducteurs, est d'autant plus frappante en ce moment, que les chevaux sont plus rares, plus chers, et par conséquent plus précieux.

Il est d'ailleurs des précautions, des soins de détails que nécessitent en route les jeunes chevaux, les différens travaux, les saisons, comme les grandes chaleurs, les grands froids, etc.; ces soins, ces précautions, négligés ou inconnus aux officiers et aux conducteurs, sont la source de maladies dont les suites sont non-seulement presque toujours funestes, mais incontestablement toujours dispendieuses.

Il est aussi des accidens subits, qui paroissent le plus souvent légers, auxquels on fait peu d'attention d'abord, et qui finissent ordinairement par mettre, pour long-tems, les chevaux qui les éprouvent hors de service.

Il est encore des remèdes généralement connus, dont la recette et l'indication sont dans toutes les bouches, et dont néanmoins l'emploi, sans principes et sans réflexions, est d'autant plus funeste, qu'il est plus répandu, et qu'il paroît avoir pour lui la sanction des siècles.

Enfin, il est bien plus facile et bien moins couteux, de prévenir les maladies, que de les guérir.

Pénétrés de toutes ces vérités, et animés du desir de conserver à la République des animaux aussi utiles, la Commission d'Agriculture et des Arts, et celle des Transports militaires, Postes, Messageries, et Remontes, ont rédigé une instruction propre à remplir ce but.

Précautions générales.

1. Les conducteurs auront dans leurs convois ou dans leurs voitures, autant qu'il sera possible : 1°. Une boëte, dans laquelle sera une seringue propre à donner des lavemens. 2°. Une livre de sel de nître, ou salpêtre, en poudre, divisée en paquets d'une once. 3°. Une bouteille de grès, enveloppée d'osier, dans laquelle on mettra du vinaigre. 4°. Un petit sceau, contenant cinq ou six pintes. 5°. Une éponge.

2. Ils veilleront à ce que toutes les parties de leurs harnois soient toujours en bon état, et ne blessent point les chevaux; le frottement des selles, colliers et sellettes, fait venir des corps ou des engorgemens considérables à l'encolure et sur le garrot, ou sur le dos, qui empêchent les chevaux de travailler pendant long-tems.

3. Pour empêcher ces effets, les conducteurs feront battre et graisser les harnois, toutes les fois qu'ils auront été mouillés et qu'ils seront séchés ou durcis ; et ils les feront débourrer ou raccommoder, dès qu'ils s'appercevront qu'ils gênent ou blessent les animaux.

4. Ils ne souffriront pas que les charretiers montent sur leurs chevaux et s'y endorment. Ils se retiennent alors aux aîles du collier, et se bercent continuellement; ce mouvement occasionne le pincement de la peau entre le collier et la sellette, et donne lieu aux accidens dont nous venons de parler.

5. Lorsqu'ils seront arrivés dans les endroits de repos ou de séjour, ils léveront les pieds, ôteront la terre qui les remplit quelquefois, et tous les autres corps, comme pierres, cailloux, clous, etc. qui peuvent fouler la corne, faire boîter, ou estropier les chevaux. Si les pieds sont secs, ils les rempliront de crottin humide ou de terre-glaise.

6. Ils feront ratacher ou mettre les fers et les clous qui pourroient remuer ou manquer, de maniere à ne pas laisser déferrer leurs chevaux en route, et marcher nu-pieds sur le pavé.

7. La bonne nourriture est un objet essentiel en route, et les conducteurs n'étant pas toujours maîtres de choisir à cet égard, répareront, par quelques précautions, ce qu'elle pourra avoir de défectueux. Ils feront bien secouer le foin, lorsqu'il sera poudreux, et s'il sent le moisi, ils l'arroseront d'eau, dans laquelle ils auront fait fondre un peu de sel de cuisine; ils vanneront bien l'avoine, et ôteront les pierres et les graviers qu'elle contient quelquefois, et qui dégoûtent les chevaux, lorsqu'ils les croquent sous les dents, qu'elles peuvent d'ailleurs ébranler,

si elle a une mauvaise odeur, ils l'arroseront également d'eau salée.

8. Ils donneront, autant qu'il sera possible, à chacun de leurs chevaux leur portion de nourriture séparément, pour que le plus gourmand et le plus prompt ne mange pas la portion de ceux qui sont à ses côtés.

9. Ils ne souffriront pas que l'avoine leur soit donnée par terre, comme il n'arrive que trop fréquemment dans les camps, par la précipitation ou la négligence des préposés; non-seulement les chevaux en perdent beaucoup, mais ils avalent souvent encore autant de terre que d'avoine; elle leur sera donnée dans des sacs à bouche, ou dans de petites auges portatives, destinées à cet effet.

10. Ils auront soin que leurs chevaux soient pansés tous les jours exactement, dans toutes les saisons, et hors des écuries, autant que cela sera possible.

11. Les conducteurs se garderont bien de faire prendre ou de laisser donner à leurs chevaux des breuvages de vin chaud avec de la muscade, de la canelle ou autres choses échauffantes, dans tous autres cas que dans ceux qui seront indiqués dans la présente instruction, et principalement pendant les grandes chaleurs de l'été.

12. Ils ménageront davantage et veilleront avec beaucoup d'attention les équipages où il y aura des chevaux marqués fraîchement, et sur-tout des jeunes chevaux, qui sont plus sujets à être malades que des chevaux faits.

Précautions d'été.

13. Les conducteurs auront la précaution, dans les grandes chaleurs, de ne marcher que le plus

lentement qu'il leur sera possible, et la nuit; ils laisseront leurs chevaux reposer, et à l'abri, autant qu'ils le pourront, dans un lieu frais, pendant la journée.

14. En arrivant, ils déharnacheront et bouchonneront bien leurs chevaux; ils étendront un verre de vinaigre dans deux pintes d'eau, et en laveront les naseaux, la bouche et toute la tête, le fondement, le fourreau et les parties du corps où les harnois auront porté.

15. Si leurs chevaux ont très-chaud, et que le lieu de repos soit très-frais, ils les laisseront se ressuyer au soleil avant que de les déharnacher, et ils auront soin de faire ensorte qu'ils ne le reçoivent que par derriere; ils les promeneront même, s'ils en ont le tems.

16. Ils pourront leur souffler dans la bouche et dans les naseaux, à différentes reprises, quelques gorgées d'eau légérement vinaigrée.

17. Ils les laisséront souffler quelques instans avant de leur donner à manger, et ils ne les laisseront boire que lorsqu'ils seront parfaitement séchés; cette précaution sera d'autant plus nécessaire, que l'eau sera plus fraîche et plus dure.

18. Dans les grandes chaleurs, ils préféreront de faire coucher leurs chevaux avec une bonne litiere dans les cours ou sous des hangards, à les tenir dans des écuries le plus souvent étouffées et très-chaudes.

19. De tems en tems, ils donneront à leurs chevaux un repas de son fraisé, s'ils en ont; ils ne donneront point du son et de l'avoine mêlés ensemble, ils les donneront toujours séparément, sur-tout aux chevaux gourmands et voraces.

20. Ils ajouteront à l'eau une ou deux poignées de son par cheval; et si les chevaux ne la refusent

pas, ils y ajouteront aussi une petite quantité de vinaigre.

21. Si un de leurs chevaux paroissoit plus essoufflé et plus abattu que les autres, ils répéteroient les précautions indiquées articles 14 et 16, ne le presseroient pas de manger, et metteroient devant lui un demi-seau d'eau blanche, dans lequel ils feroient fondre une pincée de sel de nitre.

22. Si le cheval refuse de boire, ils feront fondre une once de sel de nitre dans trois demi-septiers d'eau; ils mettront le tout dans une bouteille, et le lui feront avaler doucement (1).

23. Si, après avoir répété cette boisson une seconde fois, au bout de deux heures, elle ne produit pas l'effet qu'on en attend, ils feront avaler au cheval une bouteille de vin, et le bouchonneront immédiatement après.

24. Si les pieds sont très-chauds, il les envelopperont et les rempliront de crottin ou de bouze de vache, délayés avec un peu de vinaigre; ils pourront aussi entortiller les boulets et les paturons de paille, imbibée d'eau et de vinaigre.

25. Ils retarderont leur départ, ou feront moins de chemin à la premiere marche, plutôt que de s'exposer à remettre leur équipage en route, avant que tous les chevaux en soient parfaitement rétablis.

26. S'il y a de l'eau dans l'endroit où ils s'arrêteront, ils ne manqueront pas d'y conduire leurs chevaux, lorsqu'ils seront parfaitement secs et ressuyés. Si c'est de l'eau courante, ils les baigneront tout-à-fait, s'il est possible, à moins qu'elle ne soit

---

(1) Les mesures adoptées dans cette Instruction sont celles anciennes. La livre de seize onces, la pinte de trente-deux, le demi-septier de huit, etc.

trop froide ; si c'est un abreuvoir ou une marre, ils ne les y passeront que jusqu'au-dessus des jarrets.

27. S'il n'y a que de l'eau de puits, ils se contenteront de leur laver les jambes et de les leur ressuyer, non en arrivant, mais avant de partir.

28. Lorsqu'ils arriveront au pied d'une montagne, ils feront halte, et laisseront soufler et reprendre leurs chevaux, avant d'essayer de la monter ; ils en feront de même en montant, s'il y a des repos, et lorsqu'ils seront montés, si elle est un peu longue et rude.

29. Ils pourront, s'il fait fort chaud, imbiber le tour des naseaux de chaque cheval, avec un peu de vinaigre avant de monter.

30. Ils n'oublieront pas, pour peu que la descente soit rapide, d'enrayer ou de mettre le sabot, ou la chaîne.

31. S'ils rencontrent de l'eau en route, ils s'arrêteront et feront boire leurs chevaux ; si elle est fraîche, ils repartiront aussi-tôt qu'ils auront bu un peu ; si c'est de l'eau de marre, et que leurs chevaux aient bien besoin de boire, ils en prendront avec le seau, et y ajouteront une petite quantité de vinaigre. Ils ne les laisseront jamais, en route, étancher leur soif.

Précautions d'hiver.

Les effets du froid sont moins à craindre et plus faciles à prévenir que ceux de la chaleur ; mais si les accidens, qui en sont la suite, ne sont pas aussi prompts et aussi funestes, ils sont plus longs et plus difficiles à guérir ; il est donc aussi essentiel d'y parer.

32. Les conducteurs, en arrivant dans les auberges, feront bouchonner leurs chevaux jusqu'à

ce qu'ils soient parfaitement séchés; ils auront surtout l'attention de faire laver les jambes à l'eau froide, pour opérer la fonte des grelots de glace qui s'amassent aux poils dans la route, et qu'il est dangereux d'y laisser fondre tout seuls; les jambes se roidissent, la transpiration y est arrêtée, et c'est-là la source de ces javarts inflammatoires qui ont tué plusieurs chevaux, ou qui les ont estropié et mis hors de service.

33 Si un ou plusieurs chevaux tremblent en arrivant, refusent de manger et paroissent tristes, après les avoir bouchonnés, les conducteurs feront fondre une bonne pincée de sel de cuisine dans un demi-septier d'eau chaude, ils y ajouteront trois demi-septiers de vin, metteront le tout dans une bouteille, et le feront avaler aux chevaux; après quoi, ils continueront de les bouchonner jusqu'à ce qu'ils ne tremblent plus.

34. Ils ne leur présenteront, de nouveau à manger, que quelques instans après que le tremblement sera passé.

35. Si l'eau destinée à faire boire les chevaux, est trop froide, on y délayera une ou deux poignées de son par seau, ou on y laissera tremper une poignée de foin pendant quelques momens, ou enfin, on la laissera quelques instans dans l'écurie, s'il est possible, avant de faire boire.

36. Lorsqu'ils seront en route par un tems de neige, ils n'en laisseront pas amasser sur la tête et sur la croupe des chevaux, ainsi que sur les autres parties du corps où elle pourroit s'amonceler; ils l'ôteront de tems en tems.

La fonte de la neige est aussi dangereuse pour les parties sur lesquelles elle coule, que la glace qui s'amasse au poil des jambes; celle qu'on laisse fondre sur la tête produit souvent la taube et des fluxions sur les yeux.

37. Ils feront vider aussi, de tems en tems, les pieds, de la neige qui s'y pelotonne, qui en remplit tous les creux, et qui finit par empêcher les chevaux de se soutenir sur le pavé.

38. Ils veilleront, dans les tems de glace, à ce que leurs chevaux soient bien cramponés, en talons et en pince ; et ils feront mettre des clous à glace, sur-tout s'ils ont à monter.

39. Dans les grands froids et dans les mauvais tems, ils ne marcheront pas la nuit, s'il est possible ; ils partiront tard et arriveront de bonne heure, et feront, s'ils le peuvent, leur journée d'une seule traite.

40. Ils auront soin que les écuries ne soient pas trop chaudes l'hiver ; et si cela arrivoit, ils tiendroient les portes et les fenêtres ouvertes. C'est un abus très-préjudiciable à la santé des animaux, de les entasser dans des écuries bien fermées, de peur qu'ils n'aient froid ; ils sont, en sortant des ces écuries, beaucoup plus sensibles aux impressions de l'air et plus susceptible d'en ressentir les mauvais effets.

Des accidens qui peuvent survenir aux chevaux en route, et dont les conducteurs pourront prévenir les suites.

Si les conducteurs se sont conformés avec exactitude à tout ce qui leur a été prescrit jusqu'ici, ils auront peu d'accidens à craindre ; et s'ils se conforment également à ce qui leur sera indiqué ci-après, les suites de ceux qui pourroient survenir ne seront pas à redouter.

Des avives, des barbes ou barbillons, de la feve ou lampa, et de l'onglet.

41. Les conducteurs ne permetteront dans aucun cas et sous quelques prétextes que ce soit, aux maréchaux de battre les avives dans les tranchées; de couper les barbillons, sous le prétexte qu'ils empêchent les chevaux de boire; de couper ou brûler la feve ou le lampa, lorsqu'ils sont dégoûtés; et de couper ou arracher l'onglet, lorsqu'ils auront mal aux yeux. Il ne peut y avoir que l'ignorance la plus grossiere de l'anatomie et de la nature du cheval, qui fasse pratiquer de pareilles opérations.

Ils se conformeront, pour les maladies dont il est parlé ici, à ce qui sera dit aux articles *tranchées*, *dégoût*, *mal d'yeux*.

De la boîterie.

42. Aussi-tôt que les conducteurs s'appercevront que l'un de leurs chevaux boîte en route, ils s'arrêteront et en chercheront la cause dans le pied, ainsi qu'il a été dit, article 5; mais quelle que soit cette cause, ils dételleront le cheval et le metteront derriere la voiture, pour qu'il ne tire plus.

43. Arrivés au premier endroit, ils feront déferrer le cheval et parer le pied; s'ils y trouvent la cause du mal, ils la feront mettre bien à découvert et ne permetteront pas au maréchal de panser avec l'essence de térébenthine ou autres drogues de ce genre; mais seulement avec de l'eau-de-vie, coupée de moitié d'eau, ou avec du vin seulement. Ils ne souffriront également pas qu'il mette, dans les pieds, des remolades, mais ils les rempliront et les envelopperont, ainsi que la couronne, avec un cataplasme

cataplasme de son, cuit dans l'eau et humecté d'un peu de graisse, ou avec de la fiente de cheval qu'ils auront soin de tenir humide.

44. Si la cause de la boîterie n'est pas dans le pied, ils la chercheront ailleurs ; si le boulet ou la pointe de l'épaule sont chauds, sensibles, ce sera ces parties qui souffriront ; les conducteurs les frotteront plusieurs fois avec un mélange de vinaigre et d'eau-de-vie.

45. Si le cheval boîte encore au moment du départ, de maniere à faire craindre qu'il ne puisse faire la route sans danger, les conducteurs le laisseront dans l'endroit, en se conformant à ce qui sera prescrit dans la suite de cette instruction.

46. Le cheval ne boîte-t-il plus ? Ils pourront le faire repartir, en allant d'abord doucement ; si c'est un cheval de derriere, ils pourront le mettre en cheville, pendant quelque tems, pour le ménager.

De l'effort du boulet.

47. Si les conducteurs s'apperçoivent que l'un de leurs chevaux vient de faire un faux pas et boîte subitement, ils le mettront derriere, comme il a été dit article 42, et ralentiront leur marche pour arriver doucement au premier endroit; et quoique, peut-être, il ne boîte plus alors, parce qu'il sera échauffé par la route, ils lui feront néanmoins sur-le-champ, ce qui suit :

48. Ils feront fondre deux bonnes poignées de sel de cuisine dans un seau d'eau fraiche ; ils y ajouteront un demi-septier de vinaigre, et mettront la jambe du cheval dedans, jusqu'au-dessus du boulet, ou ils l'épongeront continuellement avec cette liqueur.

Ils se conformeront, du reste, à tout ce qui a été dit relativement à la boîterie, articles 44, 45 et 46.

Du clou de rue.

49. Aussi-tôt que les conducteurs reconnoîtront qu'un de leurs chevaux a pris un clou, ils l'arracheront sur-le-champ; ils laisseront saigner la plaie; ne fouilleront point dans le trou du clou; mettront dessus un peu de filasse; empliront le pied de cambouis ou de crottin humide, et feront tenir le tout par une éclisse qu'ils passeront sous le fer; arrivés à l'auberge, ils feront comme il a été dit article 43; mais ils ne laisseront pas le maréchal fouiller et sonder le trou du clou, ni l'emplir de bourdonnets ou de tentes, dans la crainte chimérique qu'il ne se bouche, parce que ces tentatives font toujours beaucoup plus de mal qu'il n'y en a. Ils le feront panser à plat seulement.

De la piquure ou enclouure.

50. Les conducteurs veilleront à ce que leurs chevaux ne boîtent pas immédiatement après avoir été ferrés ou cloutés; s'ils s'en apperçoivent, ils les feront déferrer sur-le-champ, et on ne remettra pas de clou à l'endroit où ils auront été piqués ou encloués; souvent cela suffira avec quelques frictions d'eau-de-vie, ou d'eau et de vinaigre autour de la couronne; s'ils boîtent, ils feront ce qui a été dit articles 42 et suivans.

Des atteintes.

51. Si quelqu'un des chevaux reçoit une atteinte, les conducteurs se garderont bien d'y brûler ou d'y laisser brûler de la poudre à canon, comme c'est l'usage; ce remede ne fait qu'ajouter une brûlure

à un autre mal, et retarde bien souvent la guérison ; ils frotteront l'atteinte plusieurs fois avec du vinaigre, ou de l'eau-de-vie.

52. Si le soir, à la couchée, le pied est chaud, et que l'atteinte soit douloureuse et fasse boiter, les conducteurs feront cuire du pain ou du son dans de l'eau et en envelopperont le mal et toute la couronne ; ce cataplasme est excellent pour empêcher, ou pour faire cesser l'inflammation et la suppuration.

53. Le lendemain, ils ôteront le cataplasme, et laveront l'atteinte avec de l'eau tiéde ou de l'urine.

54. S'il fait mauvais tems, ils pourront laisser le pied enveloppé en route, pour empêcher la boue de pénétrer sur le mal ; ils le laveront le soir en arrivant, comme il est dit dans l'article ci-dessus, avant de remettre un nouveau cataplasme.

Des chevaux qui se coupent ou qui s'attrappen

55. Les chevaux se coupent, ou parce qu'ils sont jeunes, encore foibles et peu faits au travail, ou parce qu'ils sont mal ferrés ; les conducteurs ménageront les premiers ; ils feront ferrer juste ou à la turque, froteront les boulets et l'endroit où les chevaux se coupent, avec de l'eau-de-vie ou de l'urine, et mettront un boulet ou une bottine en route, s'ils continuent de se couper.

S'il survient de l'engorgement et de la suppuration, ils se conduiront comme il a été dit ci-dessus à l'atteinte, articles 52 et 53.

Des enchevêtrures, et des embarrures.

56. Si les chevaux se prennent dans leurs longes, ou dans leurs barres de maniere à s'écorcher, il

faudra laver sur le champ et fréquemment l'endroit blessé avec de l'eau salée : on se conduira, du reste, comme pour l'atteinte article 51 et suivans.

Des javarts.

57. Aussi-tôt que les conducteurs s'appercevront qu'un javart veut sortir, ils laveront bien à fond toute la jambe avec de l'eau tiéde, et ils envelopperont la partie malade avec le cataplasme de son ou de mie de pain et d'eau, indiqué article 52, auquel ils ajouteront seulement un peu de graisse; ils se garderont bien d'y mettre des porreaux ou des oignons pilés, de l'ail et sur tout de la lie de bled; ils pourront laisser le cataplasme en route, et le renouveller le soir et le matin avant de partir, comme il a été dit article 54.

58. Ils ne chercheront point à faire tomber le bourbillon de force; et sur-tout, ils ne l'arracheront pas.

59. Quand le bourbillon sera tombé, ils se borneront à laver le mal avec du vin tiéde, dans lequel ils feront fondre un peu de miel, si c'est l'hiver; ils continueront à le laisser enveloppé s'il fait mauvais tems.

60. Si, pendant tout ce tems, les chevaux affectés de javarts, paroissent souffrir beaucoup, ils leur diminueront un peu de foin et d'avoine qu'ils remplaceront par du son mouillé et de l'eau blanche, s'il est possible.

Ils observeront cette regle dans toutes les circonstances pareilles à celle-ci.

Des maux d'yeux.

61. Lorsqu'un cheval aura mal aux yeux, c'est-à-dire, qu'ils seront rouges, fermés et pleurans;

quelle qu'en soit la cause, les conducteurs les laveront, le plus souvent qu'il leur sera possible, avec un peu d'eau tiéde, dans laquelle ils mettront quelques gouttes d'eau-de-vie.

62. Plus ils seront rouges et malades, plus ils se garderont de les laver avec de l'eau très-fraîche, et sur-tout d'y souffler du sucre, du vitriol blanc, ou autres drogues qui ne font qu'augmenter le mal et retarder la guérison; ils se ressouviendront, sur-tout, de ce qui leur a été indiqué article 41.

Des démangeaisons.

63. Les chevaux entiers sont sujets à des démangeaisons qui augmentent d'autant plus en route qu'ils sont souvent mal pansés, et mal nourris; les conducteurs les empêcheront de se grater, parce qu'il peut en résulter des maux de taupe, de garot, des écorchures, des engorgemens des jambes, etc. Ils feront bouillir quelques poignées de son dans une chaudronnée d'eau; y ils tremperont un bouchon de foin et bouchonneront, le plus qu'ils pourront et fortement, les endroits où existent les démangeaisons.

64. Quand elles commenceront à s'éteindre, ils ajouteront dans l'eau de son, un peu de vinaigre ou d'eau-de-vie.

65. Ils se garderont bien de les frotter avec des onguens, des graisses, des huiles, etc. Toutes ces drogues font rentrer le mal et peuvent occasionner des maladies internes très-dangéreuses.

Des écorchures, des morsures et des coups de pieds.

66. Dans tous ces accidens, les conducteurs se garderont également bien, de froter les endroits blessés avec de la graisse ou des onguens quelconques, qui ne tarderoient pas à les faire engorger et

suppurer ; ils les laveront diligemment avec de l'eau dans laquelle ils auront fait fondre du sel et mêlé un peu d'eau-de-vie.

67. Si malgré ces soins, la partie blessée s'engorge et suppure, ils se borneront à la laver avec de l'eau et du vin, qu'ils feront tiédir, s'il fait froid.

Des blessures et des cors sur le dos, le garot et à l'encolure.

68. Si les conducteurs ont eu l'attention de se conformer aux articles 2, 3 et 14, ils n'auront pas à craindre ces accidens ; s'ils surviennent néanmoins, ils mettront, aussi-tôt qu'ils auront déharnaché, une compresse imbibée d'eau salée et d'un peu d'eau-de-vie, sur le mal, et la tiendront humectée jusqu'au départ. Pendant cet intervalle, ils feront accommoder le collier ou la sellette ; et si au départ il y a encore engorgement ou blessure, ils reculeront la sellette, mettront une bricole, ou laisseront sur le mal une compresse humectée, comme il a été dit plus haut, qu'ils rafraîchiront toutes les deux heures, au moins.

De la saignée, et du mal à la saignée.

69. Les conducteurs ne feront saigner leurs chevaux que l'orsquils éprouveront quelques accidens qui paroîtront les faire souffrir beaucoup, comme dans le cas des articles 42, 47, 49, 50, 57, 61, et dans ceux qui seront indiqués plus loin ; mais ils auront l'attention, à moins que le cas ne soit très-pressant, de les laisser au moins quelques heures sans manger, avant de leur faire faire cette opération.

70. Si après les avoir fait saigner, ils les tiennent

attachés au ratelier ; s'ils les empêchent de se frotter et de manger pendant quelque tems , et s'ils leur épongent souvent la saignée avec de l'eau et du vinaigre , il ne surviendra point de mal à la saignée , ou il en surviendra rarement.

71. Dans le cas d'engorgement, ils continueront de le laver souvent avec l'eau tiéde et le vinaigre, ou l'eau et l'eau-de-vie , ou l'eau et le sel ; et ils éviteront , aussi soigneusement que nous l'avons déja recommandé, articles 65 et 66, de frotter l'endroit engorgé avec des graisses ou des onguens ; ils ne souffriront pas , non plus , que les maréchaux y mettent le feu.

72. Ils éviteront aussi de faire tirer les chevaux le même jour où ils auront été saignés ; le collier , en portant sur la veine au bas de l'encolure , la fait gonfler , et la saignée se rouvre , ou il y survient de l'engorgement ; ils les laisseront derriere la voiture , ou ils élargiront tellement le collier , qu'il ne puisse pas produire cet effet.

De la piquure des mouches.

73. Les mouches tourmentent quelquefois les chevaux au point de les empêcher de manger , de les faire maigrir , et tomber fourbus ; si les conducteurs trouvent , sur leur route , de la morelle , de la chicorée sauvage, du concombre sauvage , de l'eau d'artichaux , des feuilles de noyer , du brou de noix , ou d'autres plantes amères ; ils en frotteront leurs chevaux dans les endroits les plus exposés à la piquure de ces insectes ; l'eau et le vinaigre , ou mieux encore , le vinaigre pur les éloigneront ; mais pas aussi efficacement que le suc des plantes amères.

Du dégoût.

74. Les chevaux sont dégoûtés , ou parce qu'ils

ont mangé des fourrages dans lesquels ils ont trouvé quelques plantes désagréables ; ou des pierres dans l'avoine (art. 7) ; ou parce qu'ils ont précédemment trop mangé et qu'ils sont trop pleins ; ou enfin, parce qu'ils ont fatigué un peu pendant les chaleurs ; dans ces cas, comme dans ceux dont les conducteurs ne connoîtront pas la cause, ils ne forceront pas leurs chevaux à manger, et ne chercheront pas à les y exciter par des billots d'ail, de poivre, etc. ou en leur faisant couper les barbes et brûler la féve ou le lampas (art. 41.). Ils ne leur donneront rien à manger, et se borneront à leur faire boire un peu d'eau blanche, dans laquelle ils feront fondre du sel de cuisine ; ils pourront même faire avaler, dans la journée, trois ou quatre bouteilles d'eau, dans chacune desquelles ils auront fait fondre une petite poignée de sel.

75. Si le dégoût continue, et que d'ailleurs les chevaux ne soient pas autrement malades, ils leur laveront la bouche avec l'eau et le vinaigre, et ils leur feront avaler, en deux fois, une bouteille de vin, à froid, coupée avec autant d'eau ; ils empêcheront, sur-tout, les maréchaux de donner le coup de corne, sous le prétexte de faire revenir l'appétit.

Des barres, de la langue et des levres, blessées par le mors.

76. Ces accidens n'auront pas lieu, si les conducteurs ont l'attention prescrite article 2 ; cependant, si le mors a blessé quelques parties de la bouche, ils y substitueront un simple billot de bois ; et, pour guérir la blessure, ils entoureront le mors ou le billot d'un chiffon trempé dans du vin, et souvent humecté ; si c'est le haut de la

fente des levres qui est blessé, ils ajouteront à ce qui vient d'être dit, la précaution de descendre d'un ou de deux points, le mors ou le billot, pour qu'il ne porte plus à l'endroit blessé.

77. Ils veilleront attentivement aussi à ce que l'on ne passe point la longe dans la bouche des chevaux, pour les mener à l'abreuvoir ou ailleurs; souvent la langue se trouve prise et est coupée par cette longe, sur-tout lorsque le cheval a la tête forte, et que celui qui le mene est brutal. Ils se borneront à mettre la longe sur le nez.

De la fourbure.

78. Cette maladie vient le plus souvent de ce que le cheval a trop mangé d'avoine, ou d'autres fourrages, sur-tout quand ils sont nouveaux, ou de ce qu'il a été forcé au travail pendant les chaleurs, ou enfin, parce qu'il a passé subitement du chaud au froid, étant en sueur; ainsi, les conducteurs préviendront la fourbure, en se conformant aux précautions indiquées articles 14 et suivans.

79. Dès qu'ils s'appercevront qu'un de leurs chevaux sera fourbu, ils lui frotteront les couronnes et les reins avec un mélange d'eau et de vinaigre; ils le mettront derriere la voiture et reviendront doucement; arrivés à l'auberge, ils lui feront faire une ou deux petites saignées, si la cause n'est pas due au trop de nourriture, et lui feront avaler quelques bouteilles d'eau salée, indiquée article 74. Ils lui épongeront ou bouchonneront continuellement les jambes et les reins avec un seau d'eau, dans laquelle ils auront fait fondre quelques livres de sel de cuisine, et ajouter une pinte de vinaigre et une chopine d'eau-de-vie; si l'eau est trop froide, ils la dégourdiront; ils le promeneront doucement.

80. Ils lui donneront aussi beaucoup de lavemens, faits avec de l'eau tiède, une petite poignée de sel de cuisine et un peu de vinaigre.

81. Ils le feront déferrer, ne laisseront pas parer les pieds, ni mettre autour des couronnes des cataplasmes de suie de cheminée, ou de bouze de vache et de vinaigre ; mais ils en mettront dedans les pieds seulement, et ils ne feront attacher les fers qu'à quatre clous, jusqu'au départ.

82. Si la fourbure prend immédiatement après avoir mangé, ils ajouteront une bouteille de vin sur deux bouteilles d'eau salée, qu'ils feront avaler en deux fois, et éviteront en ce cas la saignée.

Il est rare que la fourbure, prise promptement, résiste à ces moyens employés avec persévérance.

De la gourme.

83. Les jeunes chevaux, sur-tout à leur premier voyage, ou dans les mauvais tems, sont assez sujets à jeter leur gourme en route; dans ce cas, ils toussent, ils jettent par les naseaux, et les glandes de dessous la ganache s'engorgent, s'enflamment et suppurent; ces chevaux exigent beaucoup de ménagement et de soins de la part des conducteurs (article 12).

84. Aussi-tôt qu'ils s'appercevront qu'un jeune cheval veut jeter, ils le laisseront derriere la voiture, lui diminueront le foin et l'avoine, qu'ils remplaceront par du son et de l'eau blanche, lui feront manger du miel, et sur-tout, s'il est mouillé en route, ils auront bien soin de le sécher, lorsqu'ils seront arrivés, en le bouchonnant parfaitement par-tout le corps.

85. Ils mettront sous la ganache une peau de mouton, la laine en dedans; et si les glandes sont douloureuses, ils les frotteront avec un peu de graisse.

86. Ils auront soin de laver fréquemment l'entrée des naseaux avec un peu d'eau, qu'ils feront dégourdir, s'il fait froid; ils y ajouteront aussi quelques gouttes de vinaigre.

87. Si c'est l'hiver, et qu'il fasse mauvais tems, ils laisseront le cheval à l'auberge, plutôt que de l'exposer en route; ils se conformeront, à cet égard, à ce qui sera dit ci-après.

De la morfondure.

88. Cette maladie est la suite du refroidissement subit après la chaleur; c'est un véritable rhume. Elle s'annonce comme la précédente par la toux et le flux par les naseaux; mais les glandes de dessous la ganache ne s'engorgent point.

89. Les conducteurs mettront en usage tous les moyens indiqués articles 84, 86 et 87. Si la toux n'est pas trop sèche et trop forte, ils pourront faire avaler de tems en tems environ un quarteron de miel, délayé avec un peu de vinaigre.

De la courbature.

90. Cette maladie est ordinairement la suite de l'excès du travail, et les chevaux qui ont de l'ardeur en sont plutôt attaqués que les autres: ils sont dégoûtés, las, abattus; ils toussent, battent du flanc et jettent par les naseaux.

91. De l'eau blanche nitrée (article 20) pour boisson, beaucoup de miel, des lavemens d'eau de son, du repos, suffiront, si la courbature n'est pas considérable.

92. Dans cette maladie, comme dans la précédente, si les chevaux paroissent souffrir beaucoup, avoir la respiration gênée, et de la fievre, les

conducteurs leur feront faire une ou deux petites saignées (article 69).

93. Lorsqu'ils iront mieux, et qu'ils ne paroîtront plus être que foibles, ils pourront leur donner le breuvage suivant : ils jetteront une bonne pincée de canelle concassée dans une chopine d'eau bouillante, retireront du feu, couvriront, laisseront refroidir, passeront à travers un linge, ajouteront une chopine de vin, et feront avaler aux chevaux malades.

De la morve.

94. Il n'est pas rare, à la suite des maladies dont nous venons de parler, sur-tout lorsqu'elles ont été prises trop tard, négligées ou mal traitées, de voir les chevaux devenir morveux.

Nous ne parlerons ici de la morve, que pour indiquer aux conducteurs les moyens de la reconnoître, et les précautions qu'ils auront à prendre en route, pour en garantir leurs équipages.

Les chevaux morveux paroissent jouir d'une bonne santé ; ils boivent et mangent bien, le poil est luisant.

Les glandes de dessous la ganache sont engorgées d'un seul côté ; elles sont attachées, et point douloureuses ; il coule par le naseau, du même côté, une humeur d'un blanc verdâtre, qui paroît claire, mais qui s'épaissit et s'attache fortement aux bords du naseau, où elle forme une croute.

Il y a dans ce même naseau, à la membrane pituitaire, un ou plusieurs chancres ou ulcères, qui sont successivement blancs, rouges, et enfin noirs ; cette membrane est rouge, enflammée.

95. Il ne faut pas prendre pour un chancre, comme on le fait souvent, une petite ouverture ronde, qui est au bas de chaque naseau ; cette

ouverture, quelquefois double, est naturelle, et se trouve dans tous les chevaux; on l'appelle le *trou nasal.*

96. Aussi-tôt que les conducteurs reconnoîtront, à l'un de leurs chevaux, quelques-uns des symptômes que nous venons de décrire, ils les feront visiter par un homme de l'art; et s'il le condamne, ils se conformeront à ce qui est prescrit dans l'Instruction pour les chevaux morveux.

97. Dans toutes les maladies où les chevaux jetteront par les naseaux, quelles que peu à craindre qu'elles paroissent, les conducteurs auront toujours l'attention de leur nétoyer souvent le nez avec de l'eau tiéde et du vinaigre; de les faire manger et boire séparément, et même de leur mettre, en route, un panier ou un sac au nez, pour qu'ils ne jettent pas sur leurs camarades, ou que ceux-ci ne les léchent pas, comme il arrive souvent.

98. Ils ne souffriront également pas, dans tous ces cas, que les maréchaux fassent des fumigations irritantes avec des baies de genièvre, de la poix-résine, etc. qu'ils font brûler, et dont ils dirigent la fumée dans les naseaux, ni qu'ils fourrent ou soufflent rien dans ces mêmes naseaux; toutes ces pratiques font souvent devenir morveux des chevaux qui n'avoient pas la moindre disposition à cette maladie.

(*Voyez l'Instruction particulière qui est à la suite de celle-ci, sur les moyens d'éviter la contagion de cette maladie et de desinfecter les écuries*).

Des chevaux pris de chaleur.

99. L'exécution rigoureuse des précautions, indiquées pour l'été, articles 13 et suivans, préviendra le plus souvent cet accident, qui, d'ailleurs, n'aura

pas de suite, si les conducteurs veillent attentivement sur leurs équipages, et s'ils prennent promptement les précautions nécessaires pour y parer.

Dès qu'ils s'appercevront qu'un cheval sera pris de chaleur, ils frotteront le tour des naseaux et les tempes avec du vinaigre, plusieurs fois, ainsi que les reins, les quatre couronnes et le dessus du toupet; ils le mettront derriere la voiture.

100. Arrivés à l'auberge, ou dans l'endroit où ils s'arrêteront, s'il y a de l'eau, ils le laveront fréquemment avec l'eau et le vinaigre, ainsi qu'il a été dit article 14, et lui feront avaler de suite, et à peu de distance, quelques bouteilles d'eau et de vinaigre, ou d'eau nitrée (article 22).

101. Ils mettront devant lui de l'eau blanche, aussi nitrée (article 21), et lui donneront quelques lavemens avec de l'eau et un peu de vinaigre; ils ne feront tiédir les lavemens que dans le cas où l'eau seroit trop fraîche; dans tous les autres cas, ils les donneront froids ou simplement dégourdis.

102. Ils ne feront saigner le cheval que quand ils auront employé ces moyens pendant quelques heures, et seulement s'il ne paroît pas mieux se porter.

103. La saignée sera petite, et faite de préférence à la veine du cou; il vaut mieux la faire légere, et la répéter deux ou trois fois, s'il est nécessaire.

104. Ils auront la plus grande attention à ce que, dans ce cas, comme dans le suivant, le cheval malade respire un air frais, et ne soit pas parconséquent dans une écurie chaude; mais dans une cour, à l'abri du soleil, ou sous un hangard ou une remise, indiqués articles 40.

Des coups-de-sang.

105. Ce que l'on appelle *coup-de-sang*, n'est absolument que l'accident dont nous venons de parler, porté à son plus haut point ; il est également la suite de la grande chaleur, et d'une nourriture trop abondante pendant cette même chaleur. C'est véritablement l'apoplexie.

Les conducteurs pourront donc prévenir les *coups-de-sang*, qui tuent presque toujours les chevaux, en ménageant la nourriture et le travail pendant les grandes chaleurs, en leur donnant quelques repas de son mouillé et de l'eau blanche vinaigrée (article 20), en ne les laissant pas tirer de suite à plein collier, et selon toute leur ardeur ; mais en les ménageant et laissant reprendre de tems en tems.

106. Lorsque l'accident aura lieu, ils tâcheront d'en prévenir les effets mortels, en employant très-promptement et très-abondamment les moyens indiqués ci-devant articles 100 et suivans ; ils laveront toute la tête avec l'eau et le vinaigre, sans discontinuer ; si le cheval a mangé depuis peu, et s'il y a de la chicorée sauvage, de la bourrache, ou de la camomille dans le lieu, ils en feront bouillir quelques poignées dans une chaudronnée d'eau, passeront à travers un linge, et la lui feront boire quand elle sera refroidie ; ou ils lui feront boire, à plusieurs reprises, une bouteille de vin, étendue dans quatre ou cinq bouteilles d'eau, avant de le faire saigner, pour débarrasser l'estomac ; si, au contraire, il y a longtems qu'il a mangé, ils feront bouillir quelques poignées d'oseille, comme la chicorée, et feront boire cette eau très-souvent. S'il n'y a point d'oseille, ils donneront seulement l'eau et le vinaigre, ou l'eau nitrée, comme est dit articles 20 et 21.

107. C'est sur-tout dans ce cas, ainsi que dans le cas précédent, qu'il faut empêcher les maréchaux de donner des breuvages échauffans, faits avec le vin, la canelle, la muscade, le gimgembre, etc. On doit plutôt espérer la guérison de l'emploi rapide et continuel des moyens que nous avons indiqués, que de la multitude de breuvages et de potions qu'on emploie dans ce cas, qui, le plus souvent, ne servent qu'à tuer plus promptement les chevaux malades.

Il en est de même des fortes saignées dans ces maladies; elles tuent presque toujours sur-le-champ, ou peu de tems après, les animaux à qui on les fait.

Des tranchées, ou coliques.

108. Les tranchées sont principalement occasionnées : 1°. parce que les chevaux ont bu de l'eau froide ou crue, ayant très-chaud ; 2°. parce qu'ils ont trop mangé, ou trop goulument ; 3°. par des vents ; et 4°. enfin, par l'inflammation des intestins ; c'est ce qu'on appelle *tranchées rouges*.

109. 1°. La premiere espece de tranchée se guérit facilement ; on fait avaler au cheval une bouteille de vin chaud, on le bouchonne, on le couvre, et on le promene.

110. 2°. Celles qui sont dues à l'indigestion, sont plus difficiles à guérir ; les conducteurs tâcheront de se procurer quelques plantes aromatiques, telles que la sauge, l'absinthe ou la camomille, et ils en feront une boisson, comme nous l'avons indiqué article 106, ou ils se conformeront à ce que nous avons prescrit dans ce même article, pour débarrasser l'estomac.

Ils donneront aussi, après avoir vidé le cheval, plusieurs lavemens avec l'eau et deux pincées de sel

sel de cuisine ; ils bouchonneront sous le ventre, et feront promener doucement le malade.

Il est très-imprudent, dans ces sortes de tranchées, de faire courir et galopper les chevaux, surtout après leur avoir fait avaler les breuvages ; ces courses, qui sont cependant toujours recommandées, occasionnent souvent la déchirure de l'estomac, et une prompte mort.

On doit se garder aussi de la saignée ; cette opération est ordinairement mortelle dans cette circonstance.

111. 3°. Les tranchées de vents ont lieu lorsque les animaux ont mangé des fourrages nouveaux.

On emploiera d'abord les moyens que nous venons d'indiquer dans l'article précédent ; s'ils ne produisent pas assez promptement l'effet qu'on en attend, on fera fondre une once de sel de nitre dans un peu d'eau, on ajoutera un demi-septier d'eau-de-vie, et on fera avaler le tout ; on donnera des lavemens d'eau froide, dans laquelle on aura fait fondre du nitre.

On peut donner aussi un demi-septier d'eau-de-vie, battue avec une demi-livre d'huile d'olive, ou d'autre huile nouvelle.

Le bouchonnement par tout le corps, et la promenade au pas, feront également beaucoup de bien.

112. 4°. Dans les tranchées rouges, il faudra faire boire beaucoup d'eau de son, ou d'eau de guimauve tiéde, légérement vinaigrée, et donner souvent des lavemens de la même eau avec du sel de nitre, ou de la pariétaire.

On fera faire une ou deux petites saignées, à deux heures de distance, et on la répétera, s'il n'y a pas de mieux.

Il faut éviter de donner, dans ces tranchées, des breuvages échauffans, que nous avons déja défendu plusieurs fois dans le cours de cette Instruction.

113. Dans toutes les tranchées, et principalement dans celles-ci, il faut faire une bonne litiere sous les chevaux, et les laisser rouler et se débattre à leur aise ; c'est une barbarie inutile, et même souvent dangereuse, de les en empêcher à coups de fouet, comme on le fait habituellement.

De la rétention d'urine.

114. Cette maladie arrive lorsque les conducteurs ne s'arrêtent pas, quand les chevaux se présentent pour uriner ; ou quand ils n'ont pas l'attention de s'arrêter de tems en tems, pour leur en laisser la liberté.

Il faut les vider, donner des lavemens tiédes d'eau nitrée ; les bouchonner sur les reins et sous le ventre ; faire et remuer une bonne litiere sous eux, et les piper de tems en tems.

115. On se gardera bien encore, dans ce cas, de mettre du poivre dans le fondement, ou sur le bout du membre ; ou de fourrer dans le canal de celui-ci un poireau, ou une ciboule qui en seroit couvert ; cette pratique est aussi dangereuse que celles que nous avons déja défendues.

Du dévoiement ou diarrhée.

116. Le dévoiement a lieu, lorsque les chevaux boivent outre mesure dans l'été ; ou lorsque, dans l'hiver, la sueur est arrêtée tout-à-coup par la pluie ou la neige, ou, enfin, lorsqu'ils boivent de l'eau dure et crue, ou qu'ils mangent trop goulument, et des alimens de mauvaise nature.

117. Les conducteurs diminueront ou retrancheront l'avoine et le foin pendant quelques repas,

et feront boire de l'eau un peu salée ; si les chevaux ne sont pas malades d'ailleurs, et ne paroissent qu'affoiblis par l'évacuation, ils leur feront boire une bouteille de vin, dans laquelle ils delayeront deux gros de canelle, en poudre.

Des efforts des testicules.

118. Cet accident arrive aux chevaux entiers qui tirent avec trop d'ardeur, et surtout en montant.

Dès que les conducteurs s'appercevront que l'un des testicules, ou tous les deux enfleront ou durciront, ils ne laisseront plus tirer le cheval ; ils laveront les parties malades, fréquemment, avec l'eau et le vinaigre, ou l'eau salée, et le meneront à l'eau, s'il y en a, et s'il ne fait pas trop froid ; l'hiver, ils feront tiédir celle dont ils se serviront ; ils donneront de l'eau blanche, et quelques lavemens nitrés, et frotteront les reins de tems en tems, avec l'eau-de-vie.

Des fourrages nouveaux.

119. Lorsque les conducteurs ne trouveront dans les auberges et dans les étapes, que des fourrages nouveaux en foin, paille et avoine, ils les ménageront et donneront chaque ration en plusieurs fois à leurs chevaux, attendu les tranchées qu'ils peuvent leur occasionner (article 111) ; ils ne leur laisseront pas manger de luzerne en vert.

Ils préviendront les accidens, en donnant l'avoine en gerbe ou en grappe, s'il est possible ; en mêlant quelques pincées de sel, bien égrugé dans l'avoine ; en en mettant aussi dans la boisson, ou en en arrosant la paille et le foin, comme il a déja été dit article 7.

120. Les chefs de convois, les conducteurs et autres surveillans persisteront dans l'emploi des moyens indiqués dans cette instruction, et n'auront recours aux maréchaux, en route, que pour les maladies dont il n'est point parlé ici, ou dans les cas où les accidens seroient assez graves pour faire craindre pour la vie du cheval ; mais nous leur assurons, que s'ils se conforment strictement aux précautions que nous leur avons indiquées, ces cas seront très-rares.

121. Néanmoins, s'ils sont dans un endroit où il y ait un artiste vétérinaire instruit, ou un maréchal dont la réputation soit bien établie, ils auront sur-le-champ recours à ses lumieres.

122. S'ils laissent des chevaux en route, ils prescriront aux aubergistes la nourriture qui doit leur être donnée, qui sera moins considérable et moins nourrissante que si le cheval étoit en bonne santé; c'est ordinairement de la paille, du son, très-peu de foin et d'avoine.

123. S'il vient à mourir un de leurs chevaux en route, ou si, pour cause de morve, l'un d'eux est condamné à être tué (article 96), ils feront constater cette mort par le commissaire des guerres, s'il y en a un dans l'endroit, ou par la municipalité du lieu, assisté du maréchal le plus proche, qui, dans le procès-verbal, qui en sera dressé, rendra compte de la cause de la mort, ou du motif qui a déterminé l'abattage.

124 Ils rapporteront, autant qu'ils le pourront, les peaux à l'appui des procès-verbaux, et pour l'usage de l'agence des transports militaires ; à l'exception, néanmoins, de celles des chevaux morts de maladies contagieuses, pour lesquelles, lors de la rédaction du procès-verbal de mort, les municipalités ou le commissaire des guerres se

conformeront aux ordonnances rendues sur ce sujet.

125. Si les peaux ne peuvent pas être rapportées fraîches, ils les feront étendre et sécher, ou conduire aux tanneries les plus proches.

126. Faute par eux de se conformer aux précédens articles, non seulement il ne leur sera alloué aucuns frais de pansemens ; mais ils seront encore tenus de payer la valeur du cheval, dont ils ne représenteront rien qui puisse constater la mort.

127. Les maréchaux auront soin, dans leurs mémoires, d'indiquer le genre de maladie qu'ils ont eu à traiter ; la nature et la quantité des remedes qu'ils ont jugé à propos d'employer ; le tems qu'a duré le traitement, et la distance de leur domicile à celui de l'animal malade.

128. Comme la qualité des médicamens est plus utile au traitement des maladies, que la quantité, les maréchaux ne feront usage que de ceux qui seront strictement nécessaires pour les maladies dont les chevaux seront affectés.

129. Les mémoires des maréchaux, des aubergistes, et les autres dépenses que les conducteurs pourront faire en route, seront visés par le commissaire des guerres, s'il y en a un, ou par le maire, ou un autre officier municipal.

130. Aucun de ces mémoires ne sera passé en compte aux conducteurs, s'il n'est revêtu de ces formalités.

131. Les capitaines, les contrôleurs de route, les adjudans et autres officiers, veilleront, sur leur propre responsabilité, et avec la plus grande attention, conformément à l'arrêté du comité de salut public, du 4 Fructidor, en tout ce qui les concerne, à l'exécution de la présente instruction.

La commission des transports militaires, postes, messageries et remontes, ordonne de la maniere la plus formelle à ses différentes agences, aux inspecteurs, contrôleurs, conducteurs et autres surveillans, de se conformer strictement aux préceptes énoncés dans la présente instruction. Elle les prévient qu'ils seront rendus responsables des événemens qui arriveront aux chevaux confiés à leurs soins et à leur conduite, lorsqu'il sera prouvé qu'ils auroient pu les prévenir, en faisant usage des moyens donnés par l'instruction.

Signé, LIEVAIN, LEMERCIER, MOREAUX,
Commissaires des transports militaires.

INSTRUCTION

Sur les moyens propres à prévenir l'invasion de la morve ; à en préserver les chevaux ; à désinfecter les écuries, où cette maladie aura regnée, et les ustensiles qui auront servi aux chevaux suspects.

1. Les causes les plus ordinaires de la *morve* étant ; 1°. La communication des chevaux sains avec des chevaux morveux. 2°. L'usage de quelques-uns des objets qui leur ont servi, comme brides, selles, harnois, couvertures, seaux, étrilles, époussettes, éponges, brosses, peignes, etc. 3°. Les vapeurs fournies par la transpiration, et qui pénétrent immédiatement par les pores de la peau, ou par la respiration. 4°. L'action, enfin, de manger ensemble, l'un avalant la bave, ou le flux que l'autre a répandu sur les alimens ; on sentira combien les précautions qui vont être indiquées sont importantes.

2. Ces précautions sont de plusieurs especes ; elles embrassent : 1°. Les soins qu'on doit prendre sur les routes, relativement aux écuries des auberges, des postes, des étapes ou des séjours, et relativement aux chevaux qu'on y loge. 2°. Ceux qu'on doit avoir dans les dépôts pour empêcher la *morve* de s'y propager. 3°. Les moyens de désinfection particuliers aux écuries. Et 4°. enfin, ceux des meubles et ustensiles à leur usage.

Précautions à prendre sur les routes.

3. Tous les convois et tous les équipages qui sont sur les routes, bivouaqueront jusqu'à ce que les écuries aient été parfaitement nétoyées, et aussi longtems que le permettra la température de la saison.

4. Les capitaines ou chefs de convois ou d'équipages, choisiront le lieu le plus commode à cet effet; soit par la proximité du lieu du séjour, soit par la localité; s'il y a des arbres, ou un abri quelconque, ils le préféreront.

5. Si le convoi est composé de voitures, ils en formeront une espece de parc, où ils ne laisseront qu'une sortie, et dans lequel ils renfermeront les chevaux, qui seront attachés aux voitures.

6. Si les chevaux sont sur deux rangs, il regnera un allée au milieu, assez grande pour empêcher les coups de pieds.

7. Si le convoi n'est composé que de chevaux, le chef sera muni de piquets et de cordes; les chevaux seront attachés aux piquets, et autant qu'il se pourra tête-à-tête, s'il y en a deux rangs.

8. Il y aura toujours plusieurs hommes de garde au bivouac, et parmi eux, deux officiers.

9. Si le convoi est considérable, la municipalité fournira un détachement de gardes nationales pour le surveiller.

10. Les conducteurs auront constamment avec eux des sachets ou sacs-à-bouche, propres à faire manger leurs chevaux séparément, en cas de besoin.

11. Ils auront aussi plusieurs paniers-à-nez, pour ceux qui viendroient à jetter en route.

12. Lorsque la saison ne permettra plus de bivouaquer, les conducteurs réclameront, autant qu'il sera possible, dans les lieux des étapes ou des

séjours, des écuries séparées et uniquement destinées pour leurs équipages.

13. Lorsqu'ils arriveront dans une auberge, avant de mettre leurs chevaux à l'écurie, avant de les attacher dans les cours, et même avant de les dételler, ils s'informeront si elle a été désinfectée depuis peu, et dans le cas où elle ne l'auroit pas été, ils prendroient les précautions suivantes.

14. Ils feront sortir tout le fumier et toute la litiere; feront balayer et nétoyer à fond les écuries; frotteront avec des bouchons de paille, et laveront à grande eau les rateliers, les murs de devant et de retour, et sur-tout les auges, dans toutes les parties en dedans et en dehors. Si l'écurie est pavée, on lavera le pavé de la même maniere, ainsi que les barres, s'il y en a.

15. Dans aucun cas, ils ne remettront pas l'ancienne litiere dans l'écurie; mais de la paille fraiche, s'il le peuvent.

16. Ils ne laisseront communiquer leurs chevaux avec aucun autre, sous quelque prétexte que ce soit, et ne permettront pas qu'ils soient pansés ou soignés par des étrangers.

17. Ils ne souffriront pas qu'ils soient conduits aux mares ou abreuvoirs, ni qu'ils boivent dans les auges ou pierres, avec, avant ou après d'autres chevaux; ils les feront boire dans un seau, et auront l'attention de puiser l'eau chaque fois; ils jetteront celle que chacun aura laissé; et si l'un d'eux avoit bavé ou jetté dans le seau, on le rinceroit avant de faire boire un autre cheval.

18. Si les chevaux ne peuvent pas être dans une écurie séparée, les conducteurs auront l'attention de ne pas en laisser mettre d'autres trop proche des leurs; il y aura toujours, au moins, une place d'intervalle, et les chevaux qui se trouveront

de ce côté, seront attachés assez court, pour ne pouvoir se flairer ou se lécher.

19. Ils feront manger leurs chevaux séparément, c'est-à-dire, qu'ils donneront à chacun sa portion de nourriture devant lui; parce que, si l'un d'eux avoit quelque tendance à la maladie, il la communiqueroit beaucoup plus facilement aux autres, en mangeant ensemble.

20. S'ils s'apperçoivent que l'un de leurs chevaux vient à jetter, quelle que soit la nature de l'humeur qu'il jette, il faudra le faire manger au sac, et nullement dans l'auge avec les autres, parce qu'en s'ébrouant, il peut jetter de la morve sur ses voisins, et donner lieu ainsi, comme on vient de le dire dans l'article précédent, à la contagion.

21. Ils ne souffriront pas que les maréchaux, ou tous autres qui visiteroient leurs chevaux, fourrent les doigts dans les naseaux, sous le prétexte de s'assurer, s'il y a des chancres plus haut que la vue ne peut porter; l'homme instruit et connoisseur n'a pas besoin d'employer ce moyen pour juger la maladie, et l'ignorant ou le malveillant peut écorcher avec ses ongles, la membrane pituitaire, inoculer ainsi la morve, ou faire passer pour morveux, ou faire devenir tels, des chevaux qui ne l'étoient aucunement. Ces exemples ne sont malheureusement que trop multipliés.

22. Les conducteurs ne se serviront, sous aucun prétexte, des étrilles, brosses, époussettes, ou autres ustensiles d'écurie des auberges; ils en auront qui ne serviront que pour leurs chevaux, et ils ne souffriront pas également, qu'aucun autre se serve de ce qui est à leur usage.

23. Dans le cas où un de leur chevaux paroîtroit avoir quelques dispositions à la maladie, ils continueront, pour lui, de se servir de leurs étrilles

et brosses; mais ils ne s'en serviront que pour lui seulement, et ils en prendront de nouvelles pour ceux qui se portent bien.

24. Ils auront aussi la plus grande attention, en route, de mettre au nez du cheval qui jetteroit, le panier qui leur a été recommandé par l'article 11. Ce panier sera garni, en dedans, de toile cirée, et les conducteurs auront soin de la laver, ou de la renouveller, lorsqu'il en sera besoin. Ils essuyeront aussi très-fréquemment le nez de ces sortes de chevaux, et ils laveront chaque fois l'éponge dont ils se seront servis.

25. Ils ne se serviront aucunement pour leurs autres chevaux, de ce qui aura été à l'usage de celui affecté ou suspecté de la maladie, comme étrille, brosse, bride, harnois, sacs, etc. qu'auparavant le tout n'ait été lavé, lessivé ou passé au feu, selon leur nature, comme il sera détaillé plus loin; ils ne laisseront traîner dans les auberges aucun ustensile après eux, dans la crainte que quelques autres n'en fassent usage.

26. Les chevaux suspects de morve, qui évacueront les camps ou les dépôts, pour être conduits et traités dans les infirmeries ou aux écoles vétérinaires, ne pourront, sous quelque prétexte que ce soit, être reçu dans aucune écurie sur la route. Ils bivouaqueront toujours, ou seront abrités sous des remises, ou dans des endroits où il ne reste pas ordinairement d'autres chevaux.

27. Pour l'exécution de cet article, les municipalités se feront représenter le contrôle des chevaux, dans lequel leur maladie sera toujours désignée. Les conducteurs qui éluderoient cette précaution, ou qui enfreindroient cette mesure, seront traités comme contre-révolutionnaires, et punis comme tels.

Précautions générales à prendre dans les dépôts.

28. Il sera fait des visites fréquentes dans tous les dépôts de chevaux, et dans toutes les écuries publiques et particulieres, à l'effet de surveiller les chevaux qui y arrivent, et qui y séjournent, et les classer suivant leur état.

29. Ces visites seront toujours faites, en présence des autorités constituées, par des artistes vétérinaires, ou par des maréchaux experts, en l'absence des premiers; ils feront abattre ou séparer les chevaux morveux ou suspects.

30. Aussi-tôt qu'on s'appercevra qu'un cheval jette par l'un des naseaux ou par les deux, il sera placé hors de toute communication avec les chevaux sains, et la place, qu'il vient de quitter, sera nétoyée immédiatement après, comme il va être dit plus loin.

31. Les artistes vétérinaires, les maréchaux-experts, et autres qui visiteront des chevaux morveux ou suspects, et tous ceux qui auront occasion de les toucher, ainsi que tous autres chevaux quelconques, se laveront fréquemment les mains.

32. Les palefreniers employés au pansement des chevaux affectés de morve ou d'autres maladies contagieuses, seront revêtus d'un sarreau, ou d'une blouse de toile, qui sera liée aux poignets, et qui descendra jusqu'au dessous des genoux.

33. Cette blouse sera changée et lessivée tous les huit jours, et même plus souvent, s'il est nécessaire.

34. Ceux qui seront trouvés faisant leur service sans être revêtus de cette blouse, seront punis d'un jour de retenue de leurs appointemens, pour la premiere fois, et de trois jours pour la seconde.

35. Il est expressément défendu aux palefreniers employés au service des chevaux morveux ou affectés de maladies contagieuses, de fréquenter les écuries où se trouvent les chevaux sains, sous peine d'une retenue de trois jours d'appointemens, pour la premiere fois, et de renvoi, en cas de récidive.

36. Ils seront renvoyés sur-le-champ, s'ils sont trouvés dans ces écuries avec la blouse qu'ils doivent porter dans celles où ils font leur service.

37. Les palefreniers auront le plus grand soin de nétoyer, éponger les naseaux de leurs chevaux, en les pansant, et de n'y laisser ni croutes ni ordures. Toute négligence, à cet égard, seroit d'autant plus coupable, que ces croutes peuvent, en se séchant, exciter de l'irritation et de l'inflammation dans la membrane pituitaire, et donner lieu ainsi au développement de la morve.

38. L'abattage et l'ouverture des chevaux morveux, se fera toujours sur le lieu même où l'animal doit être enfoui, afin d'éviter les traînées de sang et de matieres animales, qui ont lieu lors du transport des débris des cadavres, et qui peuvent donnner lieu à la communication immédiate de la maladie.

39. Les écarisseurs chargés de l'abattage des chevaux morveux, auront également soin de se laver fréquemment.

40. Les chefs de dépôts et les surveillans ne les souffriront pas vaguer dans les écuries, où ils peuvent, en touchant les chevaux sains, propager la contagion.

41. On ne souffrira ni chiens ni aucuns autres animaux dans les écuries qui renferment des chevaux suspects; ils peuvent s'impregner, en se couchant sur la litiere, du flux morveux qu'y déposent les chevaux, et le reporter, par la même voie, dans des écuries, et à des chevaux sains.

42. Dans toutes les infirmeries des dépôts de la République, excepté celles établies aux écoles vétérinaires, aucun cheval suspecté de morve, ou affecté d'autres maladies contagieuses, ne sera gardé plus de trois mois; si au bout de ce tems, il n'est pas en voie de guérison, il sera abattu, ou conduit aux écoles vétérinaires.

Précautions pour la désinfection des écuries.

43. Les précautions à prendre, relativement aux écuries, aux équipages, et à tous les ustensiles, qui ayant servi aux chevaux morveux ou suspects, auroient pu se charger des particules du virus morbifique, sont plus importantes pour l'extinction de la morve, que tous les remedes prescrits contre cette maladie; en effet, les soins à donner aux chevaux qu'on veut préserver, le régime auquel on doit les soumettre, l'administration des substances médicinales, les plus propres à s'opposer aux effets de la morve, seroient des moyens insuffisans, si l'on négligeoit ceux capables de mettre les animaux à l'abri de l'influence des particules de ce virus.

44. Les écuries qui ont besoin d'être nétoyées et rétablies, sont celles dont les murs de face et de retour, sont plus ou moins dégradés et couverts, ainsi que les rateliers et les auges, de croutes ou de traînées noires, épaisses, qui deviennent gluantes lorsquelles sont mouillées, et qui quelquefois sont mêlées de traînées de sang; celles, dont le fond des auges mal joint, retient les alimens, le flux, la bave qui y fermentent, s'y putréfient, exhalent une mauvaise odeur, et se mêlent aux nouveaux alimens qu'on y remet, et sont ainsi avalés par les chevaux; celles, dont le sol est irrégulier, qui sont mal pavées; enfin, celles qui ont été

blanchies à la chaux, à la portée où les animaux peuvent atteindre

45. Le plafond, les fenêtres, seront bien nétoyées; on n'y laissera ni poussiere, ni toiles d'araignées, ni rien, enfin, qui puisse se charger des particules virulentes.

46. On décrépira et recrépira les murs de face et ceux de retour; ils seront recrépis depuis le sol jusqu'à la hauteur de sept pieds, au moins.

47. Le fond ou le sol de l'écurie, s'il est en terre, sera renouvellé à un pied de profondeur, la terre qu'on en retirera pourra être lessivée pour la fabrication de salpêtre.

On préferera, pour la remplacer, s'il est possible, les gravas, ou le mache-fer.

48. Si l'écurie est pavée, et que le pavé soit fixé à chaux et ciment, il suffira de laver à grande eau, de bien balayer et racler les pavés, et sur-tout leurs interstices: si les pavés ne sont fixés qu'avec de la terre, on les lavera; ils seront lavés, on ôtera la terre qui les entouroit et on les replacera avec de nouvelle terre.

49. On aura l'attention, dans ce déplacement, de conserver au pavé la pente qu'il doit avoir pour l'écoulement des eaux, et si le sol de l'écurie étoit trop bas, on profiteroit de cette circonstance pour le relever.

50. Les murs de dehors de l'écurie, aux endroits où l'on attache ordinairement les chevaux, seront aussi lavés, raclés, ou grattés, recrépis s'ils en ont besoin, et les anneaux passés au feu avec un brandon de paille allumé.

51. Les municipalités feront faire, sur-le-champ, et ensuite, toutes les fois qu'elles le jugeront nécessaire, de pareilles opérations au-devant des boutiques des maréchaux de leur commune, qui,

tous sont, sur cet objet important, d'une apathie ou d'une négligence, qui ne peut être que très-dangéreuse, parce qu'ils reçoivent et attachent indistinctement toutes sortes de chevaux, sains ou malades.

52. Dès qu'une commune aura commencé à nétoyer les écuries publiques, et des auberges qu'elle renferme, aucun cheval n'y sera reçu que ce nétoyement ne soit entiérement achevé.

53. Les municipalités placées sur les routes, ou dans lesquelles il passe des convois, ou de la cavalerie, feront exécuter, sans délai, dans les écuries de leur arrondissement, tout ce qui est contenu dans la présente instruction.

Les corps administratifs surveilleront cette exécution.

54. Les opérations du nétoyement et des réparations des écuries étant entiérement finies, il sera fait une derniere visite par la municipalité, assistée d'un maçon et d'un artiste vétérinaire, ou d'un maréchal-expert; ils constateront, par un procès-verbal, si le nétoyement est parfait, et si l'écurie est en état de recevoir des chevaux.

55. Toutes ces précautions prises, on laissera sécher les écuries avant d'y remettre des chevaux. Le tems nécessaire pour cette exsication, doit être relatif à la saison, ainsi qu'au genre d'enduit, dont on se sera servi pour recrépir les murs.

Précautions relatives aux ustensiles et meubles d'écuries.

56. Les auges ou mangeoires, les rateliers, et les barres, seront démontés, rabotés, planés à blanc, et remis en place.

Il en sera de même des coffres à avoine, lits,

supentes

supentes, et de tout ce qui sera en bois.

57. Les cordes qui portent les barres, les longes de cordes des licols, et toutes celles employées dans les écuries, seront lessivées, séchées, secouées, et battues, pour être ensuite portées aux magasins de l'agence des transports, pour y être décordées et employées à de nouvelles fabrications

58. Les boucles et les anneaux des licols, ceux des barres, seront passés au feu ; il suffira pour ces derniers de les exposer à la chaleur d'un brandon de paille allumée, pour calciner les parties virulentes, qui pourroient y être adhérentes.

59. Les seaux, baquets, augets et tinettes, seront raclés et lavés à l'eau bouillante.

60. Tout ce qui n'aura que peu de valeur, ou qui sera en mauvais état, tels que les objets ci-dessus, les éponges, les brosses, et les manches des étrilles, sera brûlé.

61. Les étrilles, si elles sont encore bonnes, seront passées au feu, les mors de bridons, d'abreuvoirs, de brides et de filets, toutes les boucles et ardillons, seront passés au feu et étamés ; les étriers seront également passés au feu et bronzés.

62. On enlevera les panneaux des selles ; on en fera bouillir le crin dans une forte lessive de cendres ; la toile de ces panneaux, celle du coussinet, ainsi que la basane sur laquelle ils sont fixés, seront jettées au feu ; le culeron, les feutres, et les trousses-étriers, seront renouvellés ; les fontes seront lavées, raclées et passées à l'eau seconde.

63. Les époussettes, les sacs à avoine, les sangles, la housse, les chaperons et les toiles, seront lessivés, ou renouvellés s'ils sont en mauvais état, et dans ce dernier cas, ils seront jettés au feu.

64. Les têtieres des licols, des brides, des bridons, les rênes, les bricoles, les longes de

cuir, les courroies du porte-manteau, les étrivieres, le poitrail, le porte-mousqueton, le porte-crosse, les contre-sanglons, et toutes les parties de l'équipage faites de cuir, seront lavées, raclées, passées à l'eau seconde, et ensuite à l'huile grasse.

Précautions générales.

65. On aura pour regle générale dans le nétoyement des harnois et ustensiles d'écuries. 1°. De passer au feu, étamer ou bronzer tout ce qui est en métal. 2°. De lessiver tout ce qui est en cordes, ou en toile. 3°. De racler, laver, passer à l'eau seconde et à l'huile grasse, tout ce qui est en cuir : 4°. De blanchir au rabot, tout ce qui est en bois. Et 5°. enfin, de brûler tout ce qui ne mérite pas la peine d'être conservé.

66. On joindra à toutes ces précautions, et lorsqu'elles seront prises, celle de parfumer les écuries avec le parfum suivant :

Mettez dans une terrine de grès, une livre de sel marin, ou de cuisine ; posez cette terrine sur un fourneau, plein de charbons allumés ; portez-le dans l'écurie, dont vous aurez ôté toutes matieres combustibles ; remuez le sel avec un bâton, pour qu'il ne se grumele pas ; lorsqu'il sera échauffé à ne plus pouvoir y tenir les doigts, vous verserez dans la terrine, promptement, mais avec précaution, une demi-livre, environ, de bon acide vitriolique, ou huile de vitriol ; vous vous retirerez sur-le-champ, pour ne pas respirer la vapeur blanche et très-abondante qui s'éleve du mélange ; fermez exactement les portes et les fenêtres, et ne rentrez que lorsque les vapeurs seront entiérement cessées. Si l'écurie est grande, on fait la même opération en deux ou trois endroits à la fois, en mettant les doses moindres.

67. Si on ne peut se procurer d'huile de vitriol, on se bornera à faire évaporer du vinaigre dans l'écurie, sur un fourneau, ayant soin de tenir également les portes et les fenêtres fermées, pendant tout le tems que durera l'évaporation. On la répétera matin et soir, pendant quatre à cinq jours.

68. Depuis longtems on complete la désinfection des écuries suspectes, en les blanchissant à la chaux, soit en détrempe, soit à la colle.

Ce moyen, qui a paru fondé sur les bons effets qu'on attribuoit à l'eau de chaux, pour la guérison de la morve, ne produit aucun bien pour la purification des écuries, et peut, par l'espece de confiance qu'il inspire, propager la contagion de cette maladie, ou la développer.

Les préposés au nétoyement des écuries, persuadés de la vertu prétendue spécifique de la chaux, négligent les autres moyens de propreté, et la couche de chaux recouvre souvent le flux morveux, déposé et encrouté sur les murs, les auges et les rateliers; mais cette couche, bientôt enlevée par la salive, la bave, la boisson, ou le frotement, laisse ces croutes à découvert, les chevaux ne tardent pas à les lécher, et à s'inoculer ainsi la maladie; d'une autre part, les particules irritantes et caustiques de la chaux, détachées, et devenues pulvérulentes par le frotement, portées dans les naseaux par l'inspiration, s'attachent sur la membrane pituitaire, peuvent, en excitant de l'inflammation et de l'irritation dans cette membrane, faire naître la morve, si elle n'existe pas, ou la développer plus ou moins rapidement, si les chevaux y ont quelques dispositions; il ne faut, sans doute, pas chercher ailleurs la cause de l'opiniâtreté de cette maladie, dans certaines écuries, parfaitement nétoyées et blanchies à la chaux.

69. D'après ces observations, constatées par des expériences, nous invitons, non seulement à ne pas blanchir les écuries à la chaux, mais encore à laver, racler ou brosser les murs, les auges et les rateliers de celles qui auroient été blanchies, jusqu'à ce que la couche de chaux soit entièrement disparue.

La commission de l'agriculture et des arts, et celle des transports militaires, postes, messageries et remontes, attendent du patriotisme de leurs agens, qu'ils ne négligeront rien pour le bien du service en particulier, et pour le bien public en général. Les précautions qui leur sont indiquées dans cette instruction, tendent non seulement à préserver les équipages de la République des atteintes de la morve; mais elles tendent encore, dans le cas où un de ses chevaux s'en trouveroit affecté, à préserver tous ceux avec lesquels il pourroit avoir quelques communications directes, ou indirectes; et sous ce point de vue, elles esperent tout de la la surveillance des corps administratifs, auxquels l'instruction sera envoyée.

Signé, J. BRUNET, MARIE LAUGIER,
Commissaires de l'Agriculture et des Arts.

LIEVAIN, LEMERCIER, MOREAUX,
Commissaires des Transports militaires, Postes, Messageries et Remontes.

INSTRUCTION

Sur la maniere de traiter le Vertige *ou* Vertigo, *qui a attaqué et fait périr beaucoup de chevaux :*

Publiée par la Commission d'Agriculture et des Arts.

Le vertige fait périr, depuis quelque tems, un très-grand nombre de chevaux, et particuliérement dans les postés : que cette maladie cruelle soit due au service excessif que les postes ont fourni cette année, à la petite quantité et souvent à la mauvaise qualité des fourrages dont les chevaux ont été nourris, c'est ce dont il n'est pas possible de douter, sur-tout après les ouvertures qui ont montré constamment un dérangement absolu dans les organes de la digestion. Cependant, confondant, par une erreur funeste, ce vertige, qui n'est que symptomatique, avec le vertige essentiel, les maréchaux et la grande majorité des autres guérisseurs s'empressent d'employer la saignée qui, réussissant quelquefois dans le premier, tue presque toujours infailliblement dans le second. C'est pour prévenir les suites désastreuses d'une pareille méprise, que la commission d'agriculture a cru devoir publier l'instruction suivante :

Traitement du Vertige ou Vertigo.

Laisser les animaux malades à l'écurie.

Leur donner pour boisson ordinaire de l'eau blanche ou de l'eau pure, dans laquelle on aura fait dissoudre une poignée de sel de cuisine par seau.

Dans l'eau blanche, on ne laissera pas le son.

Ne saigner qu'après plusieurs jours de ce traitement, et dans le cas seulement où les accidens ne diminueroient pas.

Faire avaler souvent (sept ou huit fois par jour) un breuvage fait ainsi qu'il suit :

Prenez deux poignées de camomille, jettez-les dans quatre pintes d'eau bouillante; retirez du feu, couvrez et laissez refroidir; passez à travers un linge, et faites-en boire une pinte à-la-fois, avec la corne, ou une bouteille.

S'il n'y a pas de camomille, on prendra une autre herbe aromatique, telles que l'absynthe, la sauge, le romarin, etc., et on n'en mettra qu'une poignée, aulieu de deux.

On donnera cinq ou six lavemens, par jour, de la pareille infusion, mais on la coupera avec moitié eau.

Les breuvages et les lavemens ne seront pas donnés chauds, mais seulement tiédes.

Si on est obligé d'avoir recours à la saignée, on mettra en même tems un seton à chaque fesse, et on couvrira le ruban d'onguent suppuratif.

www.ingramcontent.com/pod-product-compliance
Ingram Content Group UK Ltd.
Pitfield, Milton Keynes, MK11 3LW, UK
UKHW020443180726
13839UKWH00004B/1588

9 782329 507231